果壳阅读·生活习惯简史 ⑧

# 闹两千年战瘟疫

果壳 / 著　王斌、楼奕东 / 绘

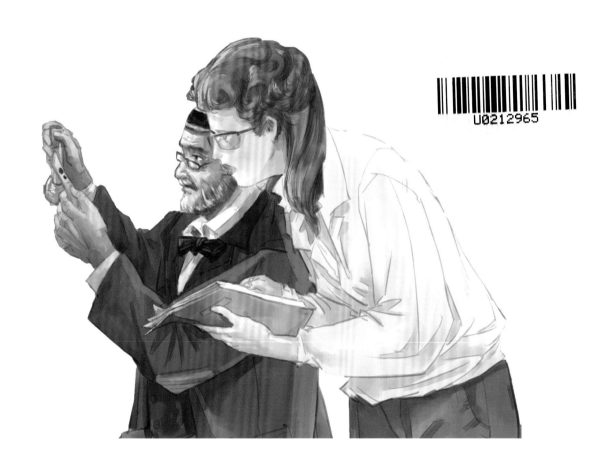

天津出版传媒集团

新蕾出版社

果壳阅读是果壳传媒旗下的读书品牌，秉持"身处果壳，心怀宇宙"的志向，将人类理性知识的曼妙、幽默、多变、严谨、有容，以真实而优雅的姿态展现在读者眼前，引发公众的思维兴趣。

出品人 / 小庄　策划 / 朱新娜　部分资料整理 / 刘越　撰稿 / 桃子

创作顾问 / 桓世彤（比尔及梅琳达·盖茨基金会北京代表处高级项目官员）

感谢对创作提供帮助的比尔及梅琳达·盖茨基金会

**图书在版编目（CIP）数据**

用两千年战瘟疫 / 果壳著；王斌，楼奕东绘 . --
天津：新蕾出版社，2017.9（2024.4 重印）
（果壳阅读 . 生活习惯简史；8）
ISBN 978-7-5307-6605-7

Ⅰ . ①用… Ⅱ . ①果… ②王… ③楼… Ⅲ . ①瘟疫 –
医学史 – 世界 – 儿童读物 Ⅳ . ① R254.3–49

中国版本图书馆 CIP 数据核字 (2017) 第 203812 号

书　　　名：用两千年战瘟疫　YONG LIANGQIAN NIAN ZHAN WENYI

出版发行：天津出版传媒集团
　　　　　新蕾出版社
　　　　　http: // www.newbuds.com.cn
地　　　址：天津市和平区西康路 35 号（300051）
出 版 人：马玉秀
责任编辑：张杨
责任印制：沈连群
电　　　话：总编办 (022) 23332422　　发行部 (022) 23332676　23332677
传　　　真：(022) 23332422
经　　　销：全国新华书店
印　　　刷：天津新华印务有限公司
开　　　本：787mm×1092mm　1/12
字　　　数：31 千字
印　　　张：$2\frac{2}{3}$
版　　　次：2017 年 9 月第 1 版　2024 年 4 月第 9 次印刷
定　　　价：26.00 元

# 同世界一起成长

## ——写给"果壳阅读·生活习惯简史"的小读者

亲爱的小读者，让我们来想一想，当爸爸妈妈把我们带到这个世界上的时候，我们做的第一件事是什么呢？对，是啼哭。正是这声啼哭向世界宣布：瞧呀，我来了，一个小不点儿要在地球上开始奇异旅程啦！

这世界真大，与地球相比，我们的卧室不过是沧海一粟；这世界真美，美轮美奂的人类建筑让不同的大陆有了别样风情；这世界真好玩儿，高铁、飞机、宇宙飞船能带我们去探索奇妙的未知。可是世界一开始就是这样的吗？当然不是。它从遥远的过去走来，经历了曲折，经历了彷徨，一步一步走到了今天。

作为一名考古学家，我对过去的事物有一种特别浓厚的兴趣。我和我的同行，常常在古代废墟中查寻，总想找回一些历史的记忆。最能让我们动情的，就是那些衣食住行，那些改变人类生活的故事。古人何时开始烹调，怎样学会纺织，又如何修建房屋，考古工作者正在将这些谜题一个一个解开！

因此，当我第一次看到这套讲述"人类生活习惯变迁"的绘本时，立即就被吸引了。创作者用精准的文字和图画，让我们在不经意间穿越了历史长河，点滴知识轻松而又深刻，不落窠臼，引人思考。比如，你知道人类是在何时学会制造车轮的吗？要知道车轮可是一位5000多岁的"老寿星"呢！人们在一次劳动中发现了旋转的魔力，于是，有人便利用它发明了车轮，从此人们的旅行不再只是依赖双脚。直到今天，这项古老的发明仍然扎根在我们生活的每个角落，我们使用的大多数交通工具都离不开轮子，离不开旋转的力量。可以说，当今生活的点点滴滴，都是建立在前人漫漫的积累之上，时间更是跨越了几十万年，甚至上百万年！

"果壳阅读·生活习惯简史"的创作前前后后用了十余年时间，创作者查阅了大量资料，反复推敲、设计画面的每个细节，于是，才有了今天这样一套总体上宏大，细节上精到，有故事有知识，可以一读再读的绘本。当你翻开这套绘本，你会看到因为没有火，人们只能吃生肉的场景；会看到因为蒙昧而不洗澡、不换衣的画面；也会看到医生戴着鸟嘴面具，走街串巷的奇特一幕。看到这些你是否觉得奇怪？这些与当下生活的反差会给你带来怎样的感受？让一切自然而然地发生，在不经意间改变，大概就是"行不言之教"吧。

人类不断充实科学的头脑，不断丰富知识的宝库。从古到今，从早到晚，从天上到地下，让我们跟着这套绘本学习生活习惯，学习为这个世界增光添彩的本领。我们认知世界，也在认知自己、完善自己，我们同世界一起成长。

王仁湘（中国社会科学院考古研究所研究员）

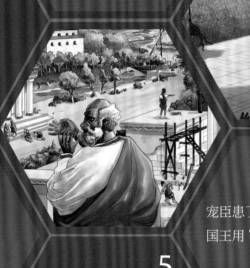

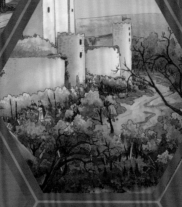

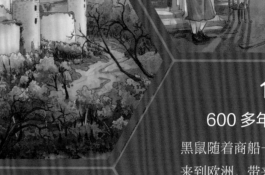

**6**

1500 多年前

宠臣患了颈淋巴结结核，国王用"摸治"法治病。

**10**

600 多年前

黑鼠随着商船一路来到欧洲，带来了可怕的黑死病。

**5**

2400 多年前

古希腊时期，一场瘟疫袭来，神指示人们用数学方法抵御，但未成功。

**8**

900 多年前

麻风病伴随十字军东征的步伐，传播到世界各地。

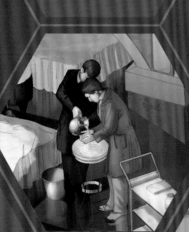

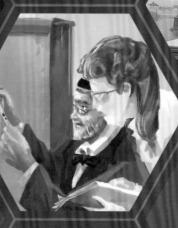

**18**

90 多年前

有些聪明的病菌会不断演化改变，让人们措手不及。

**13**

160 多年前

医生洗手，改变了产妇的命运。

**17**

120 多年前

科学家发现了导致黑死病的病原。

**15**

130 多年前

实验室里，狂犬疫苗的研制正在进行。

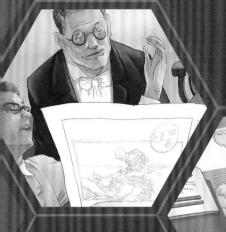

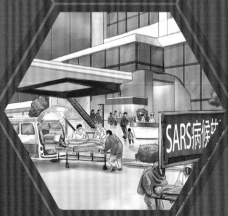

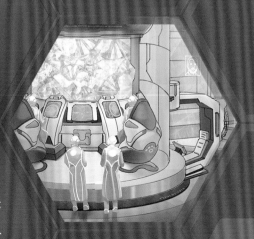

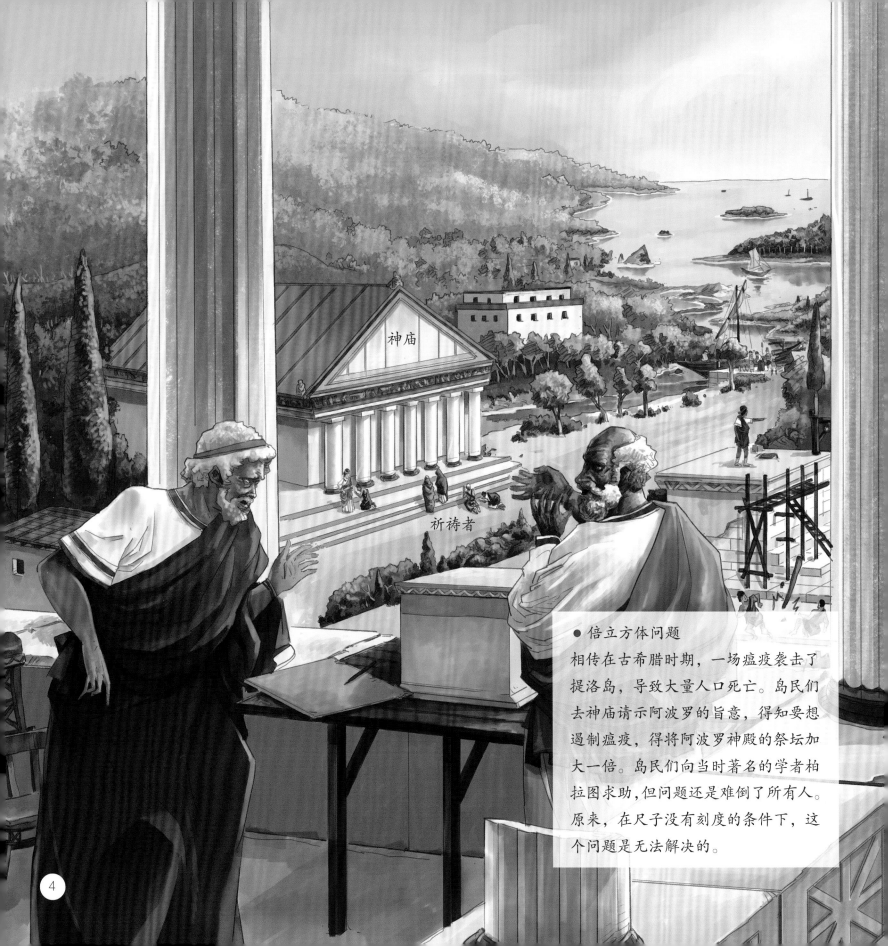

神庙

祈祷者

● 倍立方体问题

相传在古希腊时期，一场瘟疫袭击了提洛岛，导致大量人口死亡。岛民们去神庙请示阿波罗的旨意，得知要想遏制瘟疫，得将阿波罗神殿的祭坛加大一倍。岛民们向当时著名的学者柏拉图求助，但问题还是难倒了所有人。原来，在尺子没有刻度的条件下，这个问题是无法解决的。

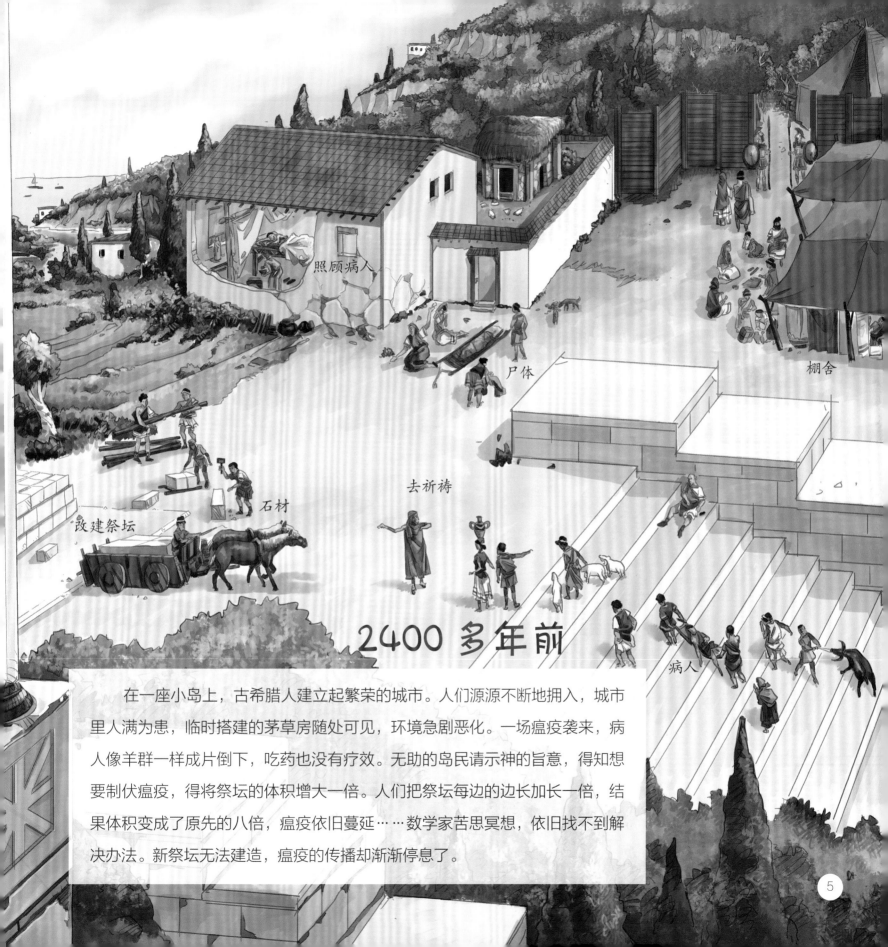

照顾病人

尸体

棚舍

石材

去祈祷

改建祭坛

病人

# 2400 多年前

　　在一座小岛上，古希腊人建立起繁荣的城市。人们源源不断地拥入，城市里人满为患，临时搭建的茅草房随处可见，环境急剧恶化。一场瘟疫袭来，病人像羊群一样成片倒下，吃药也没有疗效。无助的岛民请示神的旨意，得知想要制伏瘟疫，得将祭坛的体积增大一倍。人们把祭坛每边的边长加长一倍，结果体积变成了原先的八倍，瘟疫依旧蔓延……数学家苦思冥想，依旧找不到解决办法。新祭坛无法建造，瘟疫的传播却渐渐停息了。

# 1500 多年前

　　一位国王的宠臣患了颈淋巴结结核，好多名医也没能医好。有一天，国王做了个梦，梦中有一位天使告诉他，要想医好大臣的病，只需用他神圣的手触摸一下大臣的病灶，并在"治疗"的过程中默念"寡人触摸你，上帝治疗你"就可以了。国王醒来后立刻付诸实践，大臣不久后竟然奇迹般地康复了。这么一来可不得了，国王昭告子民，定期举办国王触摸仪式，为淋巴结结核病人解除病痛，开创了摸治淋巴结结核的历史。从此，颈淋巴结结核也被称为"国王病"。

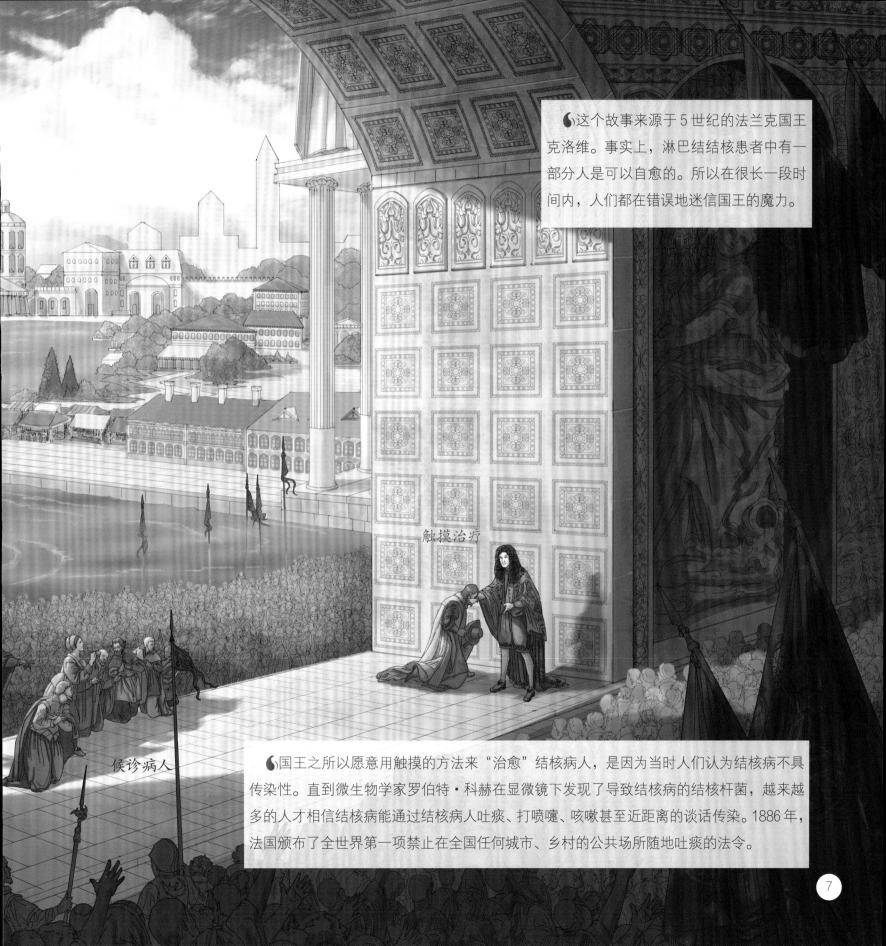

这个故事来源于5世纪的法兰克国王克洛维。事实上，淋巴结结核患者中有一部分人是可以自愈的。所以在很长一段时间内，人们都在错误地迷信国王的魔力。

触摸治疗

候诊病人

国王之所以愿意用触摸的方法来"治愈"结核病人，是因为当时人们认为结核病不具传染性。直到微生物学家罗伯特·科赫在显微镜下发现了导致结核病的结核杆菌，越来越多的人才相信结核病能通过结核病人吐痰、打喷嚏、咳嗽甚至近距离的谈话传染。1886年，法国颁布了全世界第一项禁止在全国任何城市、乡村的公共场所随地吐痰的法令。

麻风病大肆流行，病人不幸感染后，会出现失明、面瘫、溃疡甚至肢体残疾等症状，人们唯恐避之不及。一旦有人得了麻风病，就将被送往孤立的麻风病院，避免和健康人接触。如果病人需要外出，则必须穿上特别的袍子、挂上铃铛，提醒人们注意躲避。病人不能和健康人讲话，想要买东西只能把钱挂在长棍上递给卖家。由于找不到有效的治疗方法，病人被隔离后，只能在病痛的折磨和他人的歧视中痛苦地死去。后来，麻风病随着十字军东征的步伐，传播到世界各地。

# 900
## 多年前

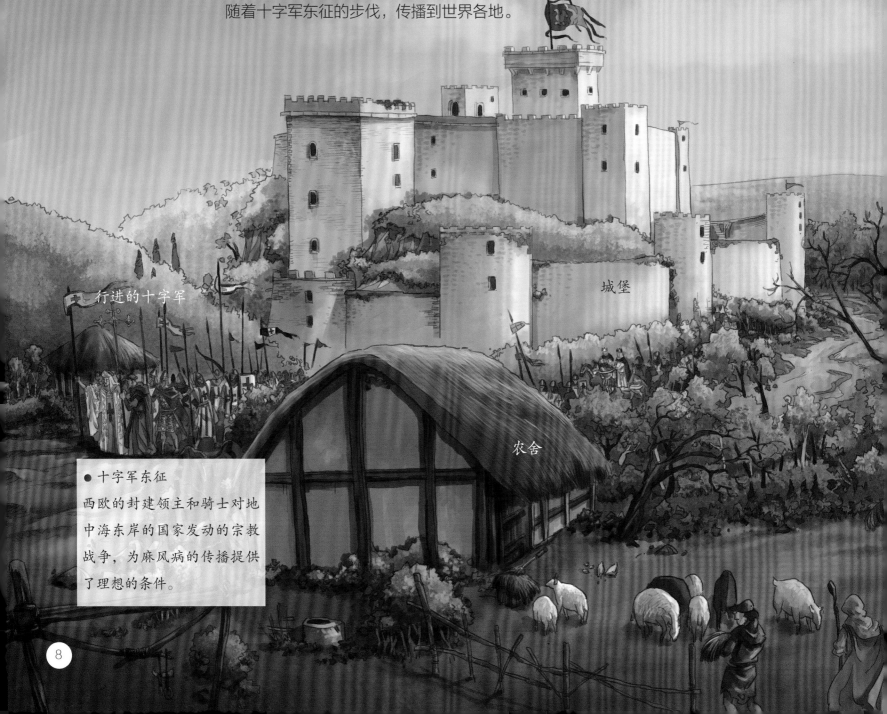

行进的十字军

城堡

农舍

● 十字军东征
西欧的封建领主和骑士对地中海东岸的国家发动的宗教战争，为麻风病的传播提供了理想的条件。

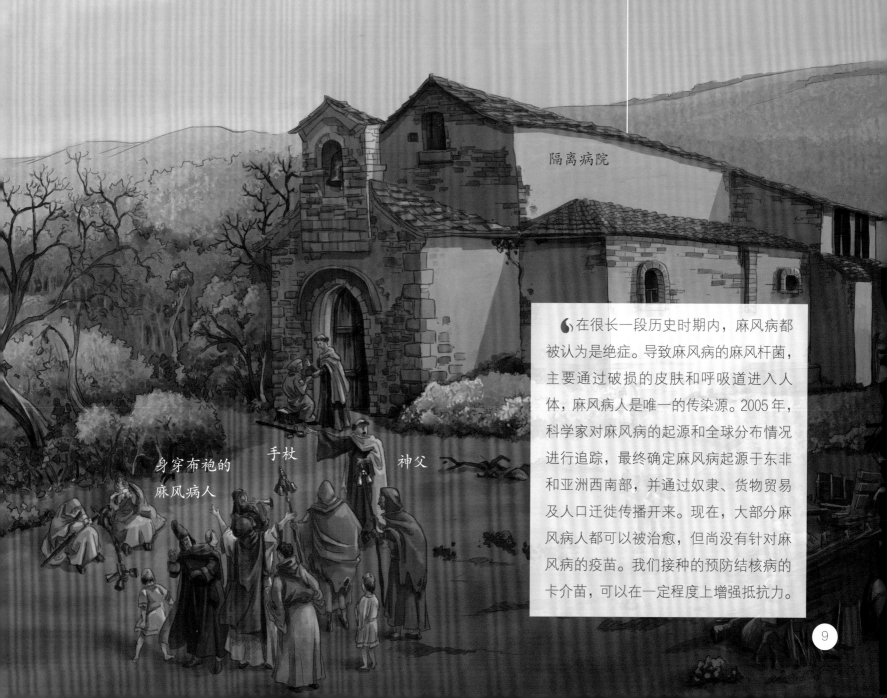

**隔离**

隔离是最有效的遏制麻风病传播的方式。麻风杆菌没有自然的动物宿主，因此，切断人与人之间的传播链将最终消灭麻风病。

**麻风病隔离病院**

专门用于隔离麻风病人的医院，常常设置在孤岛、山区等偏远地区。夏威夷的一些岛屿就曾被用于隔离麻风病人。

隔离病院

身穿布袍的麻风病人　　手杖　　神父

在很长一段历史时期内，麻风病都被认为是绝症。导致麻风病的麻风杆菌，主要通过破损的皮肤和呼吸道进入人体，麻风病人是唯一的传染源。2005年，科学家对麻风病的起源和全球分布情况进行追踪，最终确定麻风病起源于东非和亚洲西南部，并通过奴隶、货物贸易及人口迁徙传播开来。现在，大部分麻风病人都可以被治愈，但尚没有针对麻风病的疫苗。我们接种的预防结核病的卡介苗，可以在一定程度上增强抵抗力。

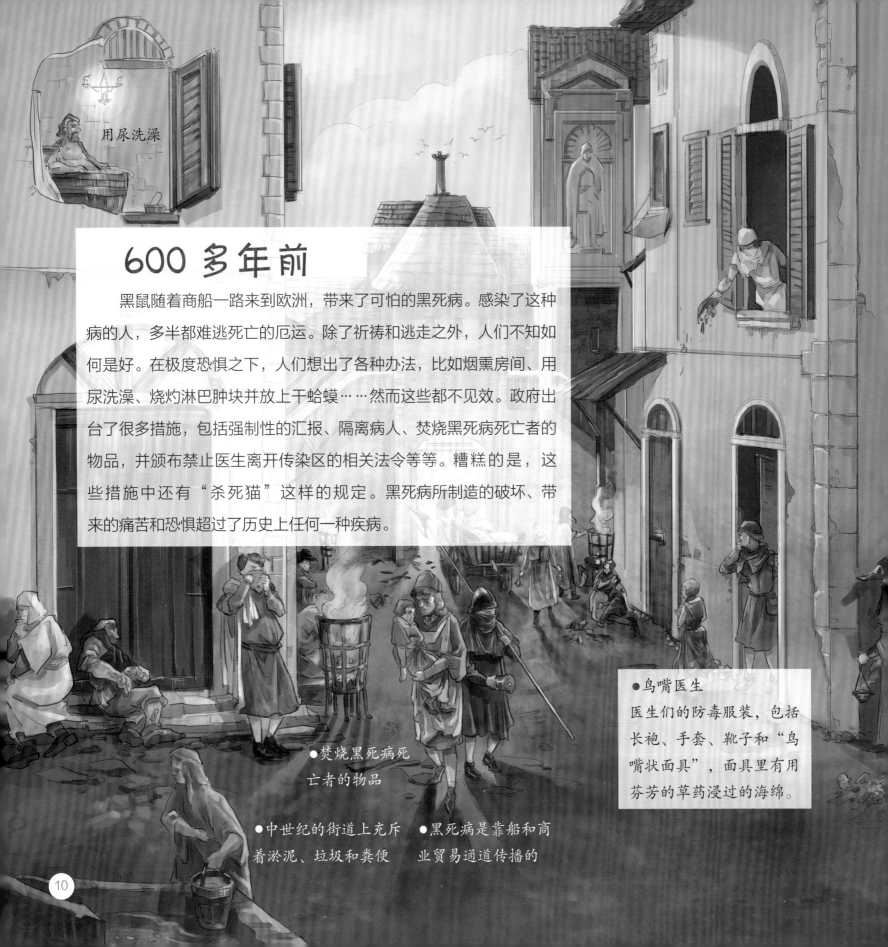

用尿洗澡

# 600 多年前

黑鼠随着商船一路来到欧洲，带来了可怕的黑死病。感染了这种病的人，多半都难逃死亡的厄运。除了祈祷和逃走之外，人们不知如何是好。在极度恐惧之下，人们想出了各种办法，比如烟熏房间、用尿洗澡、烧灼淋巴肿块并放上干蛤蟆……然而这些都不见效。政府出台了很多措施，包括强制性的汇报、隔离病人、焚烧黑死病死亡者的物品，并颁布禁止医生离开传染区的相关法令等等。糟糕的是，这些措施中还有"杀死猫"这样的规定。黑死病所制造的破坏、带来的痛苦和恐惧超过了历史上任何一种疾病。

●鸟嘴医生
医生们的防毒服装，包括长袍、手套、靴子和"鸟嘴状面具"，面具里有用芬芳的草药浸过的海绵。

●焚烧黑死病死亡者的物品

●中世纪的街道上充斥着淤泥、垃圾和粪便

●黑死病是靠船和商业贸易通道传播的

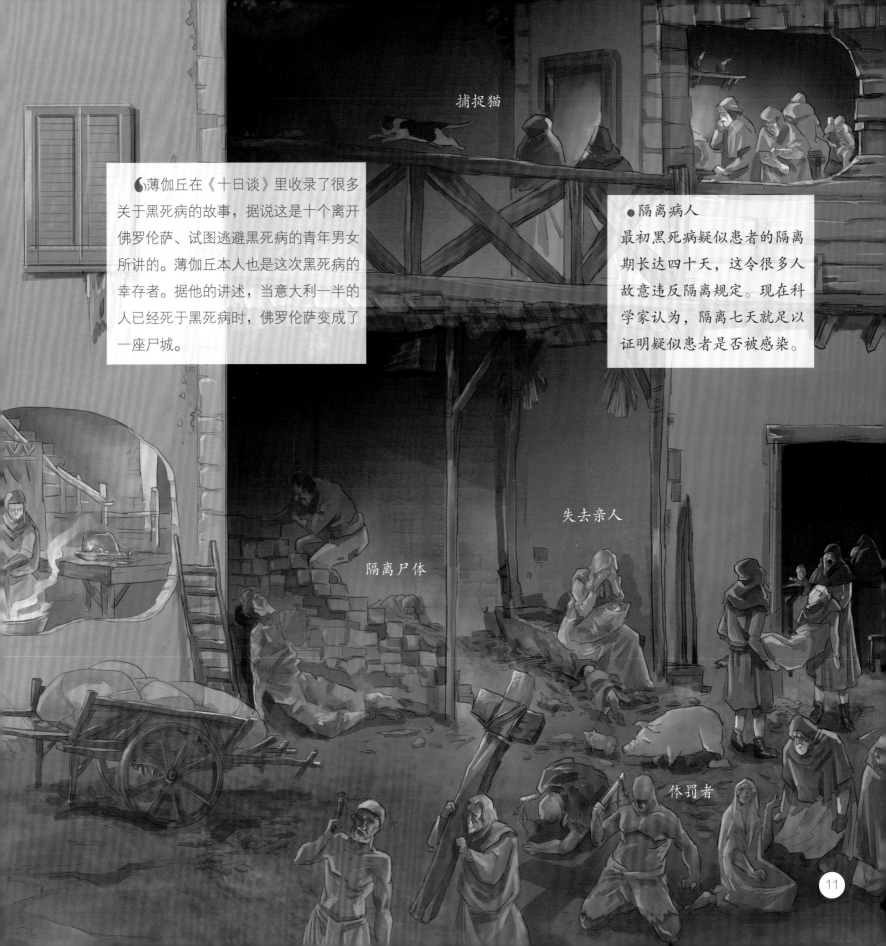

捕捉猫

薄伽丘在《十日谈》里收录了很多关于黑死病的故事，据说这是十个离开佛罗伦萨、试图逃避黑死病的青年男女所讲的。薄伽丘本人也是这次黑死病的幸存者。据他的讲述，当意大利一半的人已经死于黑死病时，佛罗伦萨变成了一座尸城。

● 隔离病人
最初黑死病疑似患者的隔离期长达四十天，这令很多人故意违反隔离规定。现在科学家认为，隔离七天就足以证明疑似患者是否被感染。

隔离尸体

失去亲人

体罚者

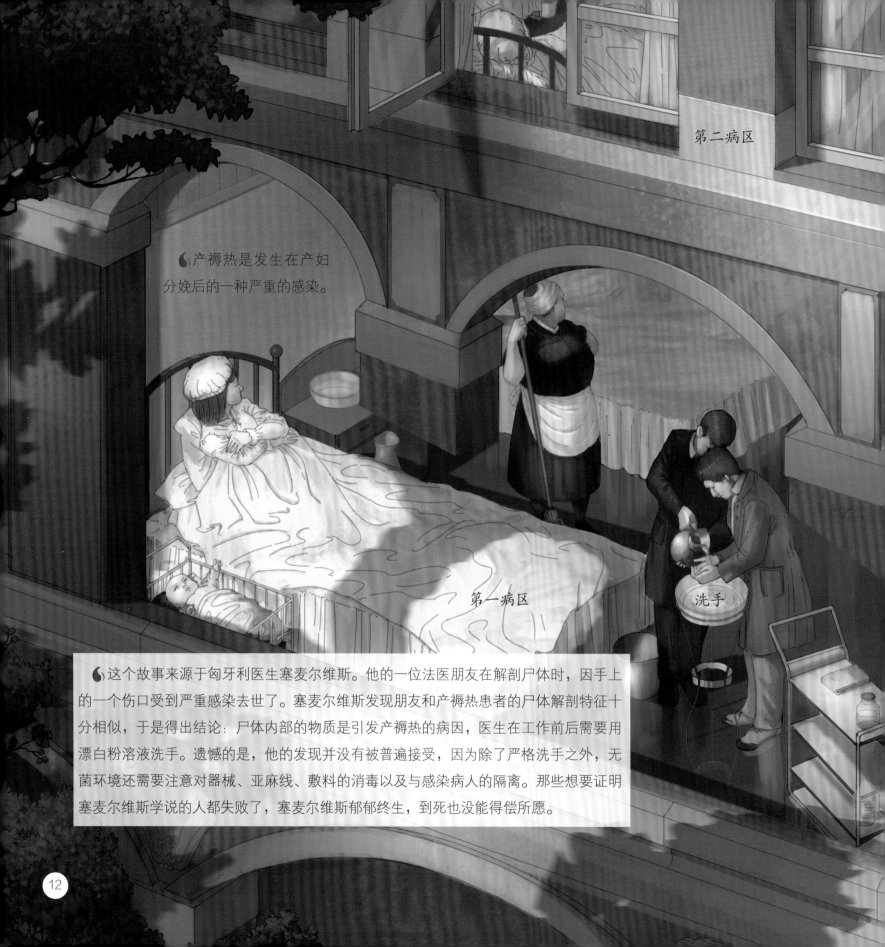

第二病区

产褥热是发生在产妇分娩后的一种严重的感染。

第一病区

洗手

这个故事来源于匈牙利医生塞麦尔维斯。他的一位法医朋友在解剖尸体时，因手上的一个伤口受到严重感染去世了。塞麦尔维斯发现朋友和产褥热患者的尸体解剖特征十分相似，于是得出结论：尸体内部的物质是引发产褥热的病因，医生在工作前后需要用漂白粉溶液洗手。遗憾的是，他的发现并没有被普遍接受，因为除了严格洗手之外，无菌环境还需要注意对器械、亚麻线、敷料的消毒以及与感染病人的隔离。那些想要证明塞麦尔维斯学说的人都失败了，塞麦尔维斯郁郁终生，到死也没能得偿所愿。

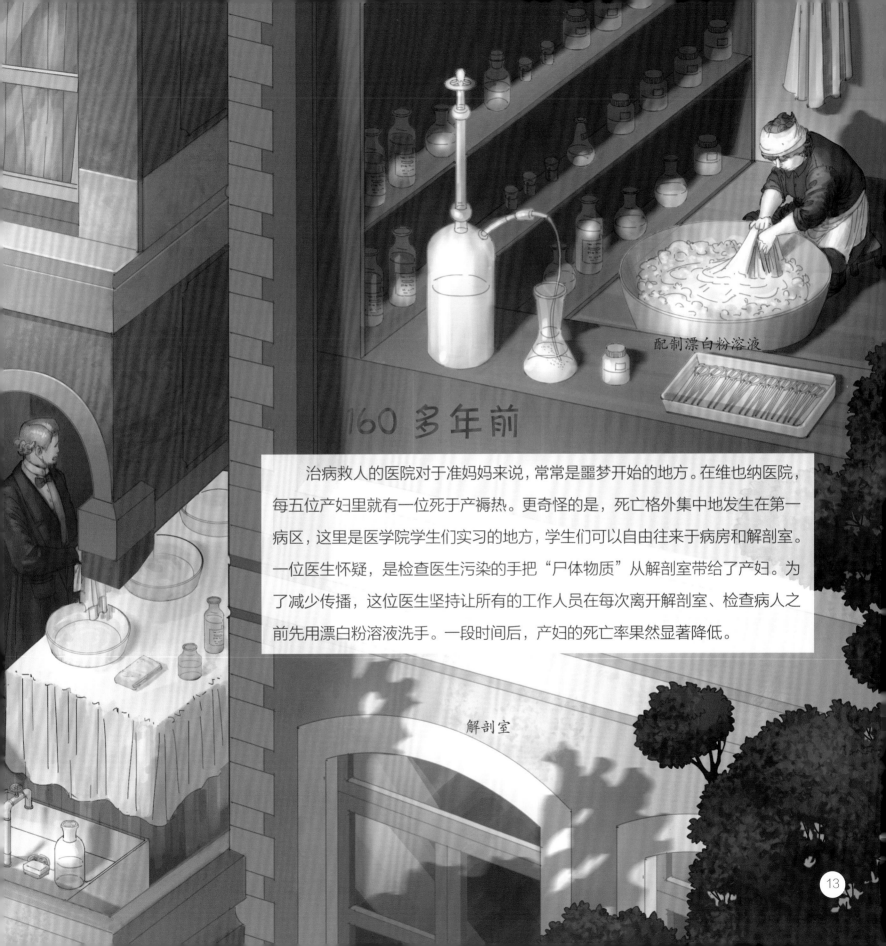

配制漂白粉溶液

160 多年前

治病救人的医院对于准妈妈来说，常常是噩梦开始的地方。在维也纳医院，每五位产妇里就有一位死于产褥热。更奇怪的是，死亡格外集中地发生在第一病区，这里是医学院学生们实习的地方，学生们可以自由往来于病房和解剖室。一位医生怀疑，是检查医生污染的手把"尸体物质"从解剖室带给了产妇。为了减少传播，这位医生坚持让所有的工作人员在每次离开解剖室、检查病人之前先用漂白粉溶液洗手。一段时间后，产妇的死亡率果然显著降低。

解剖室

# 发现瘟疫

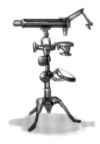

人们很早就发明了显微镜，并通过它看到了很多微小的生物。但是，证明微生物和传染病之间有关系又用了很长时间。

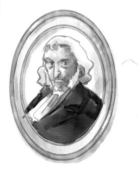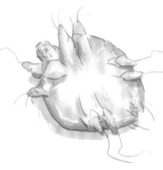

乔瓦尼·科西莫·博诺莫证明瘙痒病是由微小的寄生虫疥螨引起的。

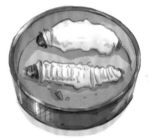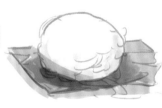

亚格斯汀·巴谢证明，把取自白僵病的蚕身上的物质接种给健康的蚕，可诱发该病。

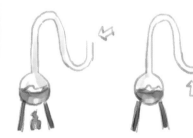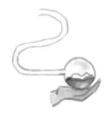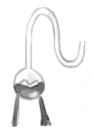

千百年来，人们一直认为垃圾会自生虫蚁，粪便会自生蝇蛆，生物可以自然发生，没有上代。路易·巴斯德用天鹅颈烧瓶实验推翻了这种说法。他将瓶中液体煮沸，杀死瓶中微生物后，容器中的液体可以保持无菌。当烧瓶倾斜时，液体会和瓶颈中附着的带菌尘粒接触，这样瓶中很快就会充满微生物。

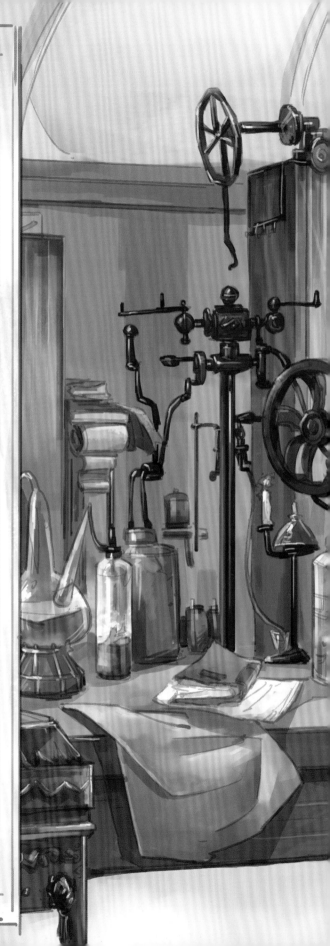

# 130 多年前

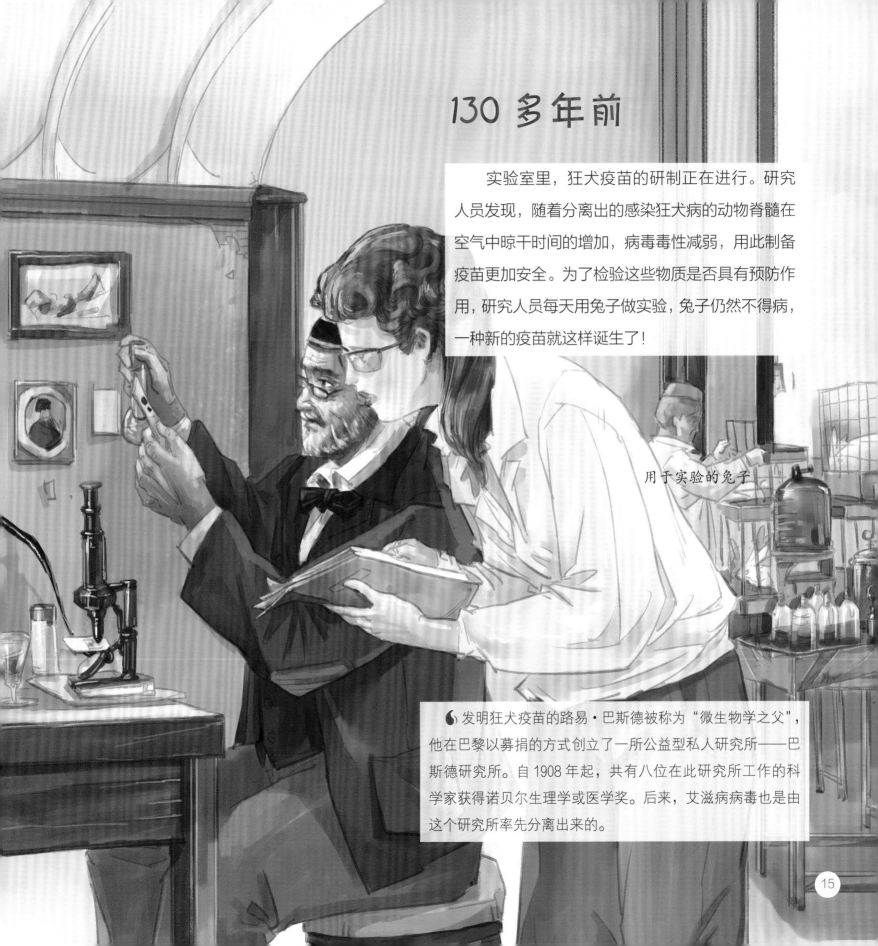

实验室里，狂犬疫苗的研制正在进行。研究人员发现，随着分离出的感染狂犬病的动物脊髓在空气中晾干时间的增加，病毒毒性减弱，用此制备疫苗更加安全。为了检验这些物质是否具有预防作用，研究人员每天用兔子做实验，兔子仍然不得病，一种新的疫苗就这样诞生了！

用于实验的兔子

❛ 发明狂犬疫苗的路易·巴斯德被称为"微生物学之父"，他在巴黎以募捐的方式创立了一所公益型私人研究所——巴斯德研究所。自1908年起，共有八位在此研究所工作的科学家获得诺贝尔生理学或医学奖。后来，艾滋病病毒也是由这个研究所率先分离出来的。

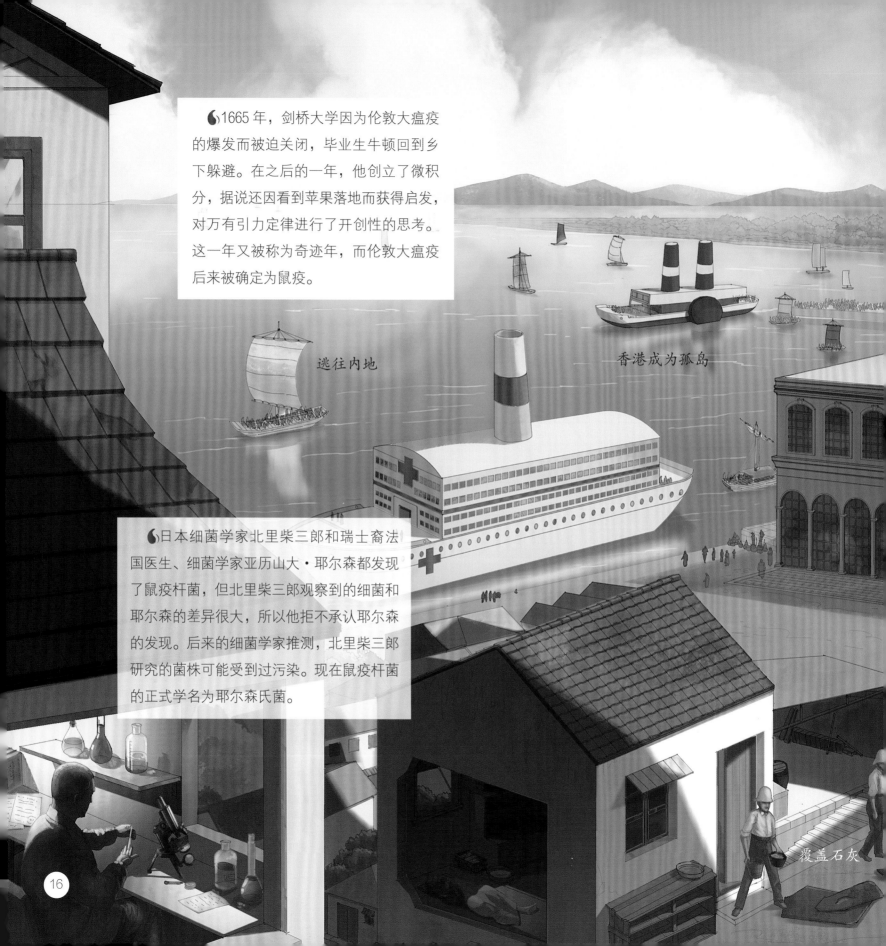

❧1665 年，剑桥大学因为伦敦大瘟疫的爆发而被迫关闭，毕业生牛顿回到乡下躲避。在之后的一年，他创立了微积分，据说还因看到苹果落地而获得启发，对万有引力定律进行了开创性的思考。这一年又被称为奇迹年，而伦敦大瘟疫后来被确定为鼠疫。

逃往内地

香港成为孤岛

❧日本细菌学家北里柴三郎和瑞士裔法国医生、细菌学家亚历山大·耶尔森都发现了鼠疫杆菌，但北里柴三郎观察到的细菌和耶尔森的差异很大，所以他拒不承认耶尔森的发现。后来的细菌学家推测，北里柴三郎研究的菌株可能受到过污染。现在鼠疫杆菌的正式学名为耶尔森氏菌。

覆盖石灰

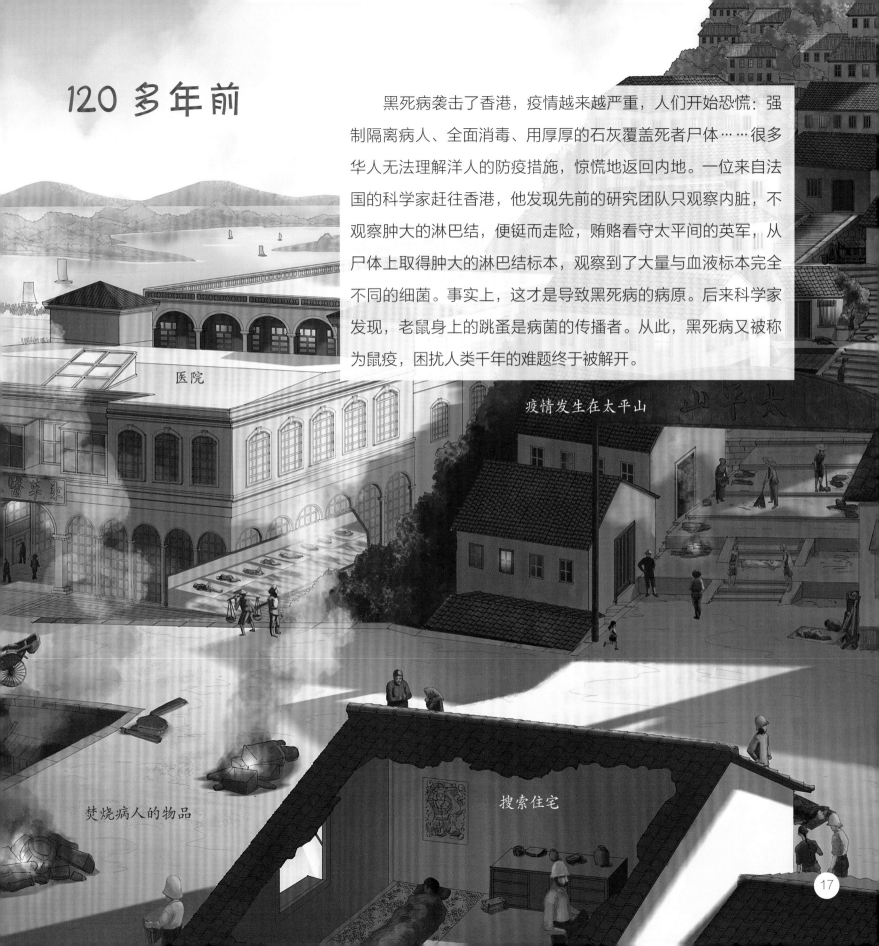

# 120 多年前

黑死病袭击了香港，疫情越来越严重，人们开始恐慌：强制隔离病人、全面消毒、用厚厚的石灰覆盖死者尸体……很多华人无法理解洋人的防疫措施，惊慌地返回内地。一位来自法国的科学家赶往香港，他发现先前的研究团队只观察内脏，不观察肿大的淋巴结，便铤而走险，贿赂看守太平间的英军，从尸体上取得肿大的淋巴结标本，观察到了大量与血液标本完全不同的细菌。事实上，这才是导致黑死病的病原。后来科学家发现，老鼠身上的跳蚤是病菌的传播者。从此，黑死病又被称为鼠疫，困扰人类千年的难题终于被解开。

医院

疫情发生在太平山

焚烧病人的物品

搜索住宅

第一次世界大战的参战国正在进行殊死较量，一个凶恶的"幽灵"悄然出现在美国堪萨斯州的军营。士兵接二连三地出现了感冒的症状，在随后的几个月里，美国各地都出现了流行性感冒的踪影，它伴随着战争和游客的脚步被传播到世界各地。和以往的流感不同，此次流感青壮年的死亡率特别高，令人闻之色变，所造成的灾难是流感流行史上最严重的。

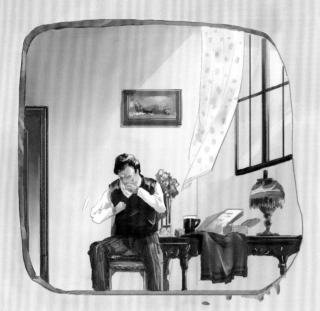

咳血、脸色发青

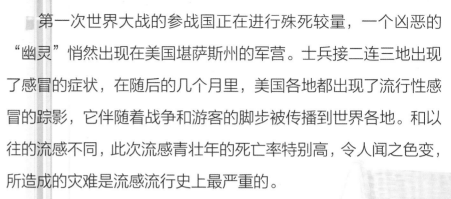

医院人满为患

90 多年前

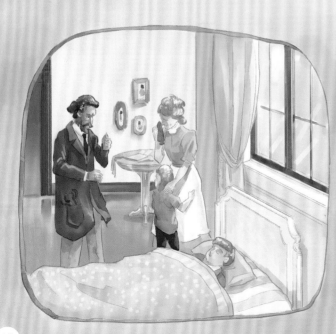

发烧、头痛

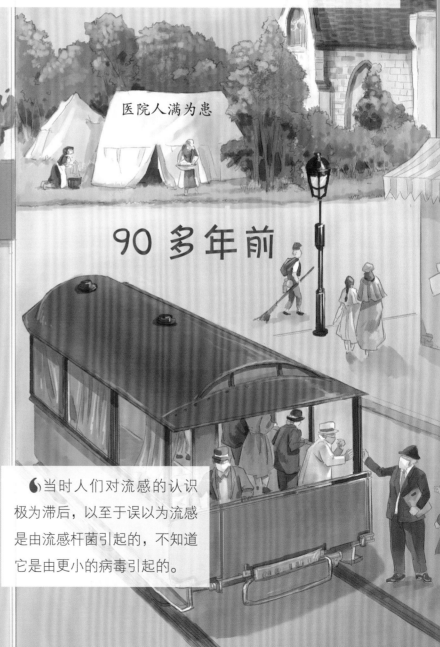

6 当时人们对流感的认识极为滞后，以至于误以为流感是由流感杆菌引起的，不知道它是由更小的病毒引起的。

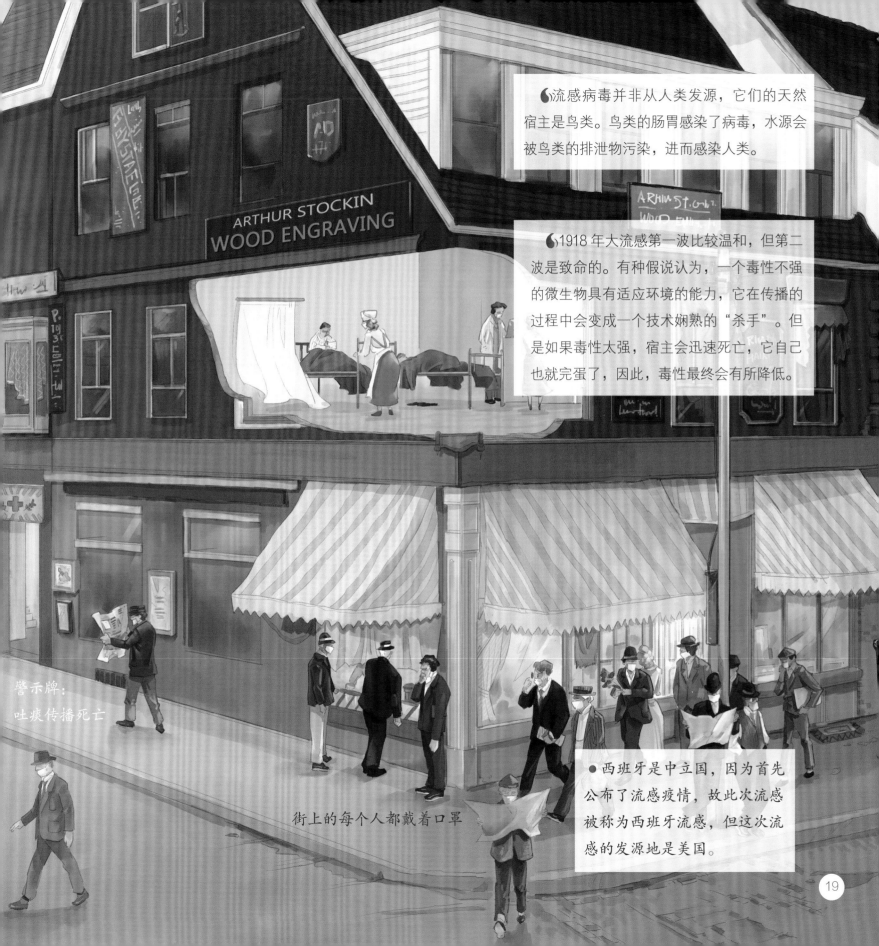

流感病毒并非从人类发源，它们的天然宿主是鸟类。鸟类的肠胃感染了病毒，水源会被鸟类的排泄物污染，进而感染人类。

1918年大流感第一波比较温和，但第二波是致命的。有种假说认为，一个毒性不强的微生物具有适应环境的能力，它在传播的过程中会变成一个技术娴熟的"杀手"。但是如果毒性太强，宿主会迅速死亡，它自己也就完蛋了，因此，毒性最终会有所降低。

警示牌：
吐痰传播死亡

街上的每个人都戴着口罩

西班牙是中立国，因为首先公布了流感疫情，故此次流感被称为西班牙流感，但这次流感的发源地是美国。

# 70 多年前

青霉素的发明挽救了无数士兵的生命，使人类有了新的对抗瘟疫的武器，也激发了科学家们研制新抗生素的热情。一位研究土壤中微生物的科学家听说，引发结核病的结核杆菌在土壤中可以被杀死，于是便开始在土壤中寻找能够对抗结核杆菌的物质，最终，他发明了能够治愈结核病的链霉素。

❡ 抗生素

　　某些微生物产生的能抑制其他微生物生长的物质。抗生素包括抗细菌、抗真菌以及抗其他微小病原体等多种类型。

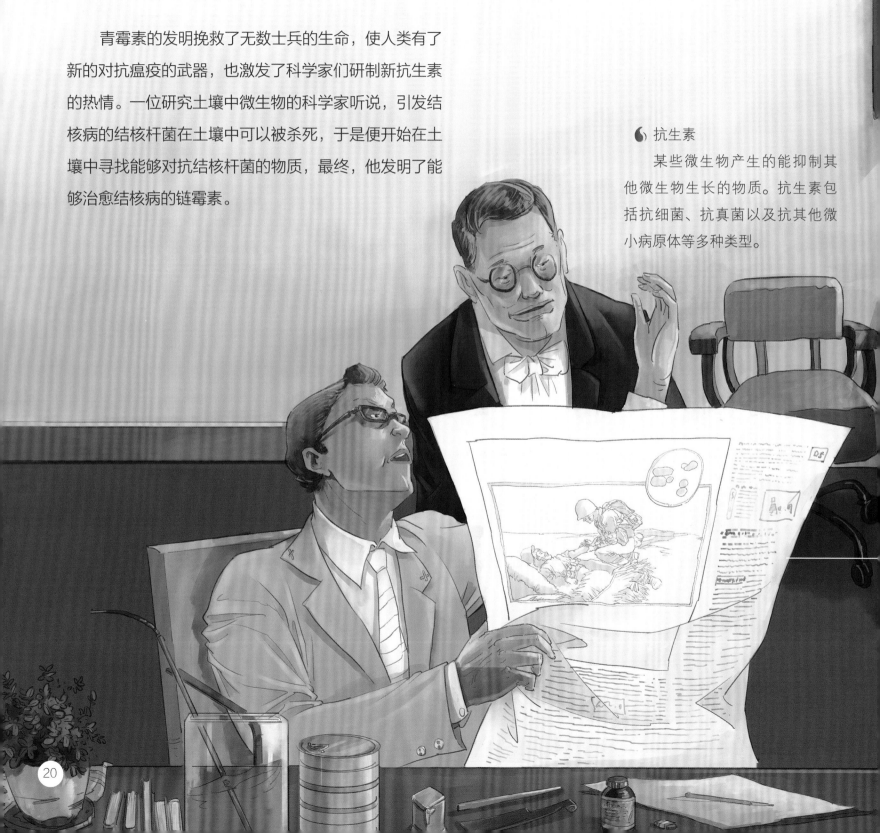

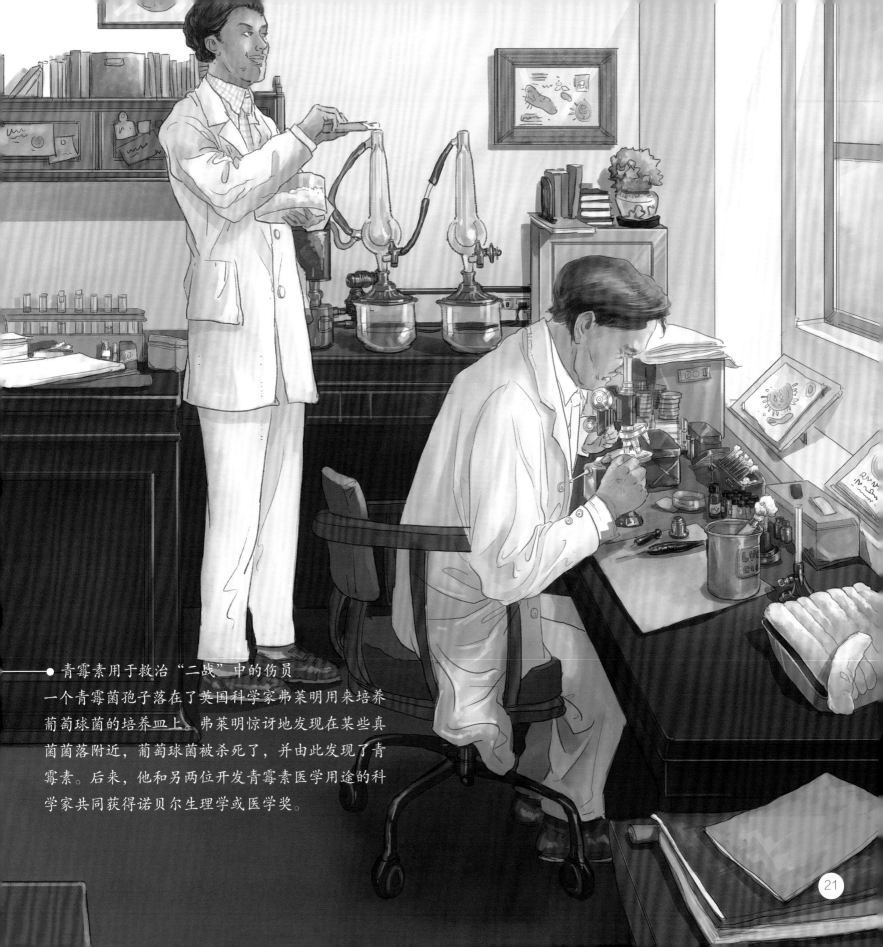

● 青霉素用于救治"二战"中的伤员

一个青霉菌孢子落在了英国科学家弗莱明用来培养葡萄球菌的培养皿上。弗莱明惊讶地发现在某些真菌菌落附近，葡萄球菌被杀死了，并由此发现了青霉素。后来，他和另两位开发青霉素医学用途的科学家共同获得诺贝尔生理学或医学奖。

# 30 多年前

一种非常严重的流行病在男同性恋群体中出现了。因为发病群体的原因，当时保守的政府并不重视，疾病因此迅速传播。美国疾病控制与预防中心的学者们发现，患病的人可能得各种疾病，但是没有一个人死于艾滋病本身。学者们累积了大量令人信服的流行病学数据，证明了艾滋病的传染性，与此同时，因输血导致患病的病例逐渐增多，科学家们开始调查此传染病的病原。

● 艾滋病病毒进入人体后先破坏免疫系统。

● 艾滋病的传播方式有母婴、血液和性接触。

CDC

CENTERS FOR DISEASE CONTROL AND PREVENTION
EDWARD R. ROYBAL CAMPUS

● 疾病控制与预防中心

● 红丝带
红丝带是关注艾滋病防治问题的国际性标志。

● 科学家们收集数据，分析艾滋病的传播方式。

# 肉眼看不见的"坏蛋"

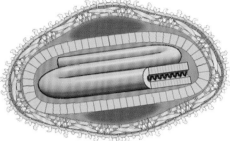

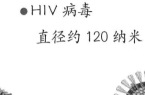

● HIV 病毒

直径约 120 纳米

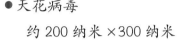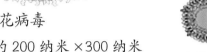

● 天花病毒

约 200 纳米 × 300 纳米

● 乙肝病毒

直径约 42 纳米

● SARS 病毒

直径约 120 纳米

● 麻风杆菌

长度为 2 000~6 000 纳米

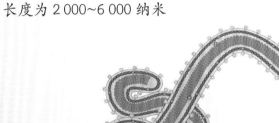

● 埃博拉病毒

约 80 纳米 × 970 纳米

● 脊髓灰质炎病毒

直径约 25 纳米

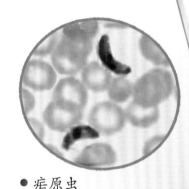

● 疟原虫

在肝脏内成熟时直径

为 40 000~60 000 纳米

人类免疫缺陷病毒又称艾滋病病毒,是一种逆转录病毒(RNA 病毒)。人类与动植物的遗传物质 DNA 是双螺旋结构的分子,在遗传过程中,双螺旋互相监督,确保遗传信息的准确。但是艾滋病病毒的遗传物质却是只有一股的 RNA 分子,稳定性差,新合成的子代 RNA 经常会出错,导致病毒不断变异。我们的免疫系统刚记住它,它就变了。所以,天花、脊髓灰质炎只要接种疫苗,就会被免疫系统牢牢记住,获得终身免疫,但是艾滋病和流感却办不到。

● 人类免疫缺陷病毒(HIV 病毒)

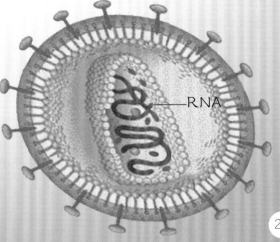

——RNA

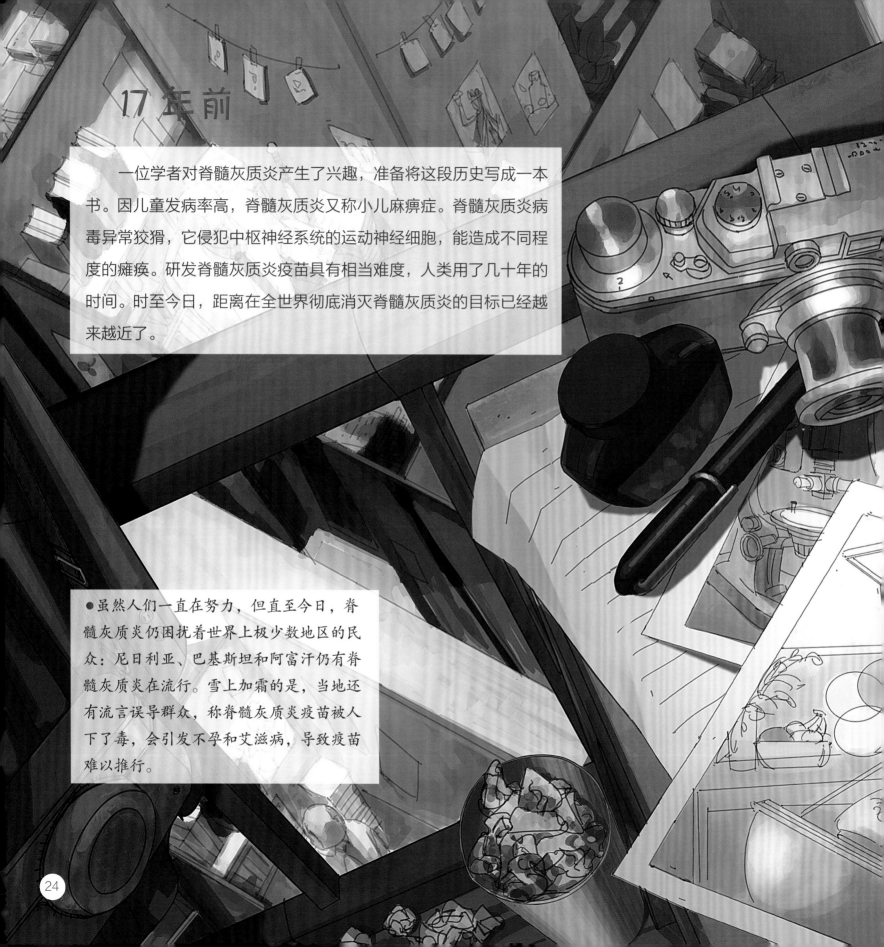

## 17 年前

　　一位学者对脊髓灰质炎产生了兴趣，准备将这段历史写成一本书。因儿童发病率高，脊髓灰质炎又称小儿麻痹症。脊髓灰质炎病毒异常狡猾，它侵犯中枢神经系统的运动神经细胞，能造成不同程度的瘫痪。研发脊髓灰质炎疫苗具有相当难度，人类用了几十年的时间。时至今日，距离在全世界彻底消灭脊髓灰质炎的目标已经越来越近了。

●虽然人们一直在努力，但直至今日，脊髓灰质炎仍困扰着世界上极少数地区的民众：尼日利亚、巴基斯坦和阿富汗仍有脊髓灰质炎在流行。雪上加霜的是，当地还有流言误导群众，称脊髓灰质炎疫苗被人下了毒，会引发不孕和艾滋病，导致疫苗难以推行。

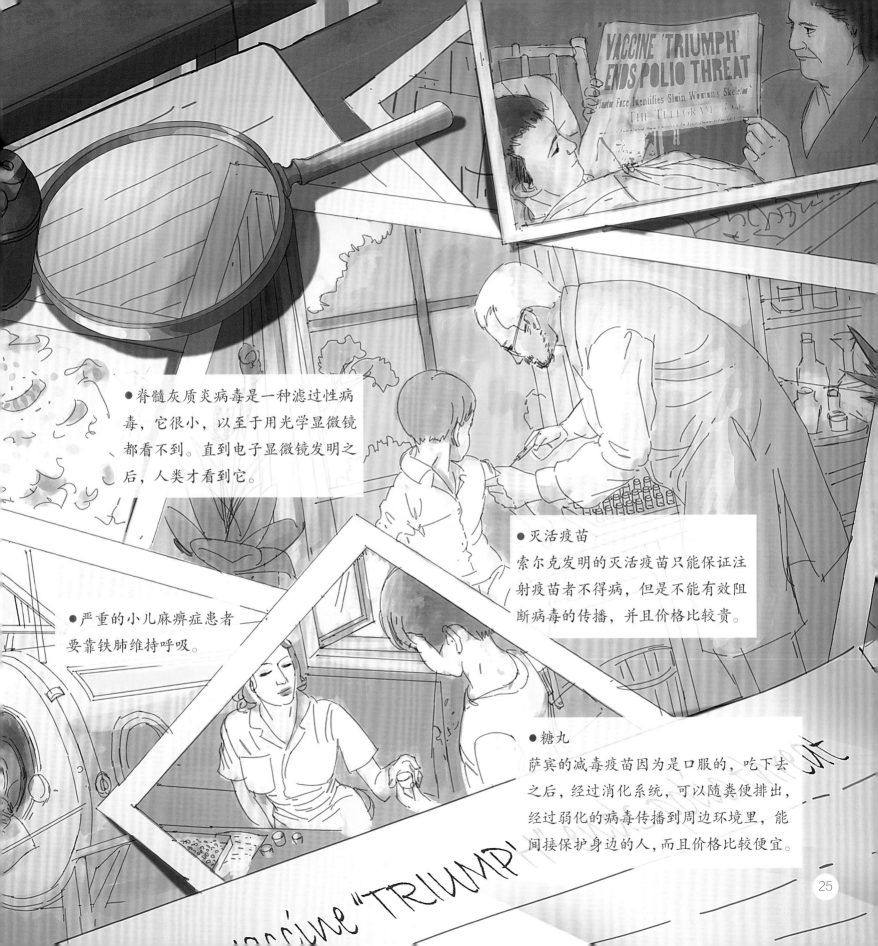

● 脊髓灰质炎病毒是一种滤过性病毒，它很小，以至于用光学显微镜都看不到。直到电子显微镜发明之后，人类才看到它。

● 严重的小儿麻痹症患者要靠铁肺维持呼吸。

● 灭活疫苗
索尔克发明的灭活疫苗只能保证注射疫苗者不得病，但是不能有效阻断病毒的传播，并且价格比较贵。

● 糖丸
萨宾的减毒疫苗因为是口服的，吃下去之后，经过消化系统，可以随粪便排出，经过弱化的病毒传播到周边环境里，能间接保护身边的人，而且价格比较便宜。

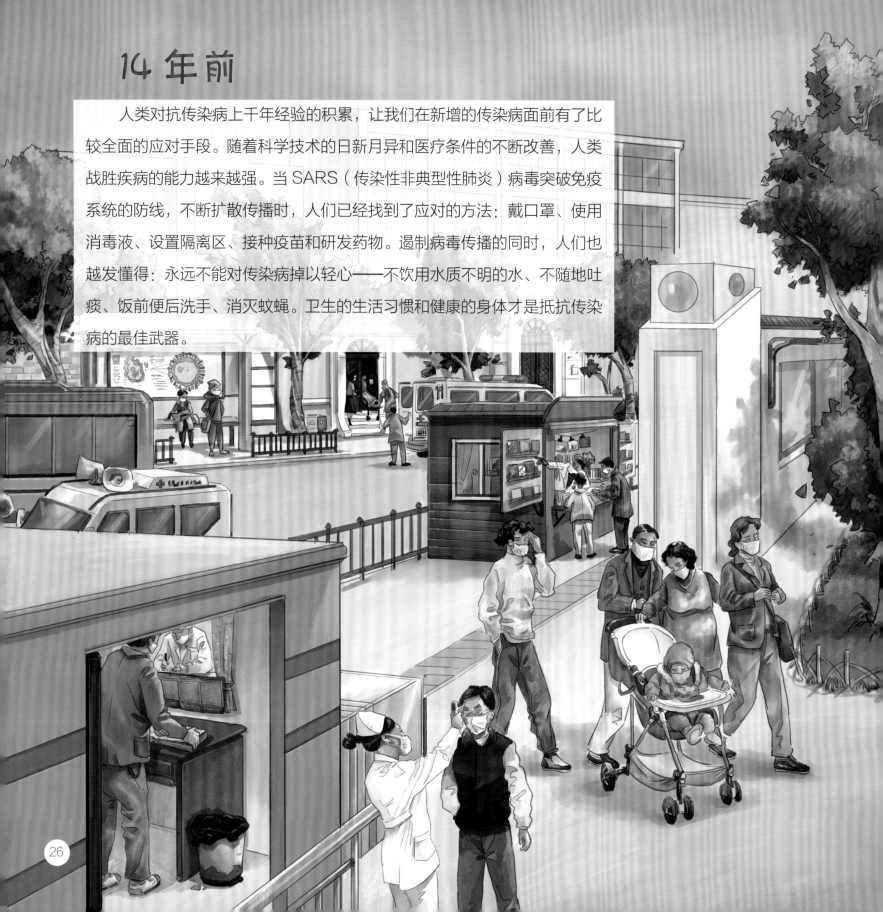

# 14 年前

　　人类对抗传染病上千年经验的积累，让我们在新增的传染病面前有了比较全面的应对手段。随着科学技术的日新月异和医疗条件的不断改善，人类战胜疾病的能力越来越强。当 SARS（传染性非典型性肺炎）病毒突破免疫系统的防线，不断扩散传播时，人们已经找到了应对的方法：戴口罩、使用消毒液、设置隔离区、接种疫苗和研发药物。遏制病毒传播的同时，人们也越发懂得：永远不能对传染病掉以轻心——不饮用水质不明的水、不随地吐痰、饭前便后洗手、消灭蚊蝇。卫生的生活习惯和健康的身体才是抵抗传染病的最佳武器。

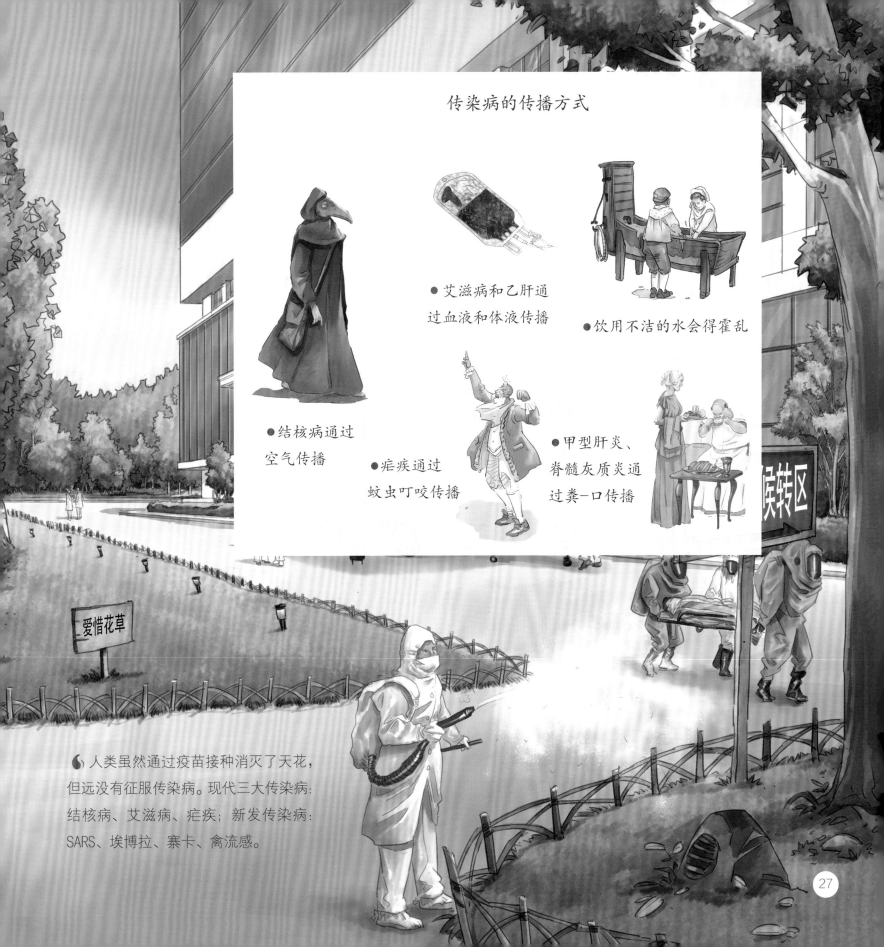

## 传染病的传播方式

● 艾滋病和乙肝通
过血液和体液传播

● 饮用不洁的水会得霍乱

● 结核病通过
空气传播

● 疟疾通过
蚊虫叮咬传播

● 甲型肝炎、
脊髓灰质炎通
过粪−口传播

爱惜花草

🔥 人类虽然通过疫苗接种消灭了天花，
但远没有征服传染病。现代三大传染病：
结核病、艾滋病、疟疾；新发传染病：
SARS、埃博拉、寨卡、禽流感。

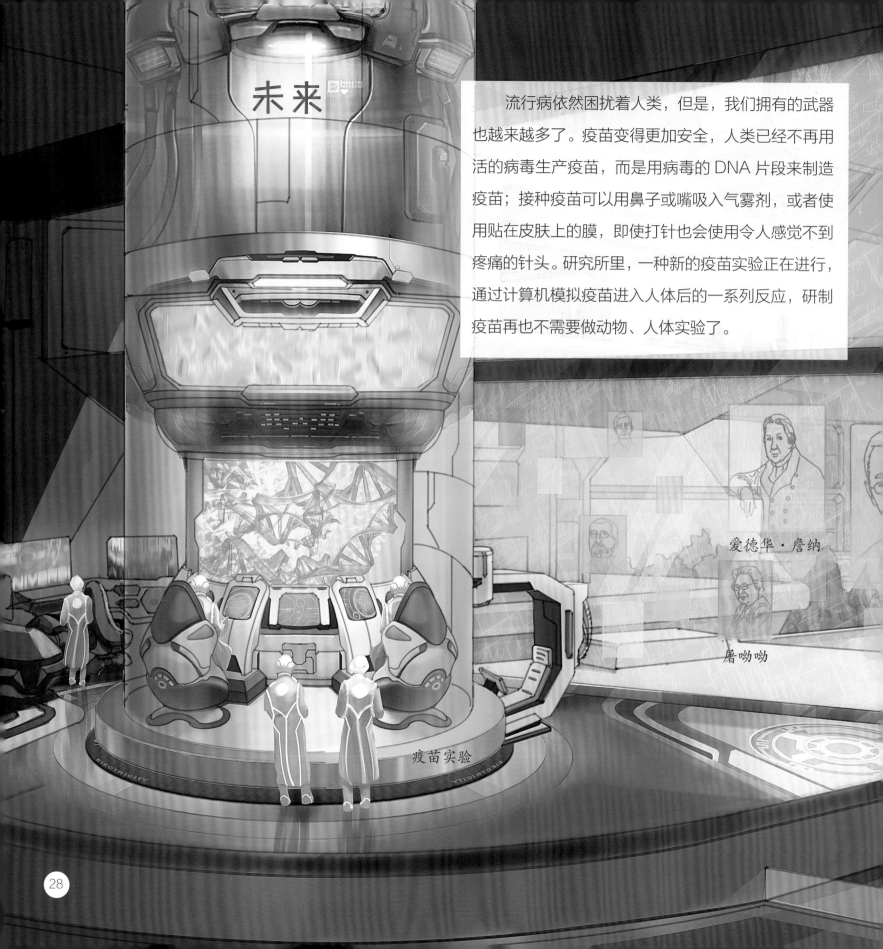

未来

流行病依然困扰着人类，但是，我们拥有的武器也越来越多了。疫苗变得更加安全，人类已经不再用活的病毒生产疫苗，而是用病毒的 DNA 片段来制造疫苗；接种疫苗可以用鼻子或嘴吸入气雾剂，或者使用贴在皮肤上的膜，即使打针也会使用令人感觉不到疼痛的针头。研究所里，一种新的疫苗实验正在进行，通过计算机模拟疫苗进入人体后的一系列反应，研制疫苗再也不需要做动物、人体实验了。

爱德华·詹纳

屠呦呦

疫苗实验

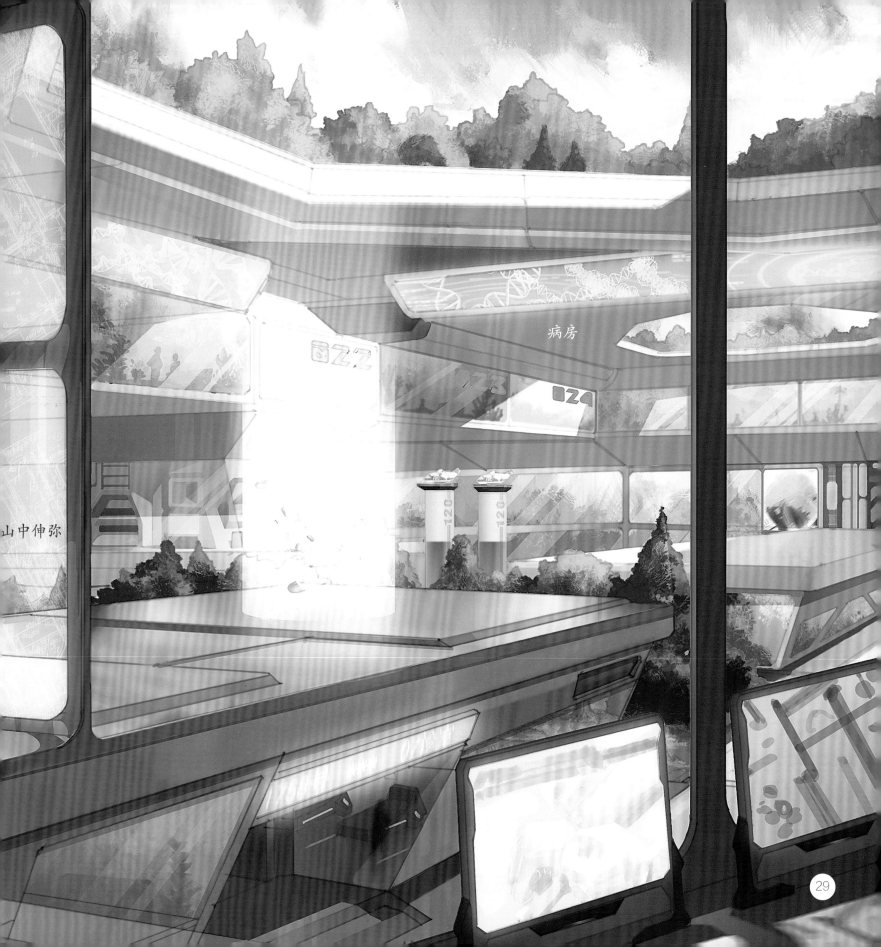

病房

山中伸弥

# 你还可以知道更多

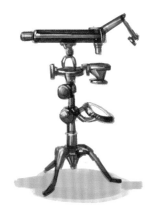

**柏拉图：** 著名的古希腊哲学家。

**十字军：** 由西欧的骑士、商人和农民组成的军队，因为佩戴有十字标志而被称为十字军。

**薄伽丘：** 文艺复兴时期的意大利作家、诗人，代表作《十日谈》。

**感染：** 是指细菌、病毒、真菌和寄生虫等病原体侵入人体所引起的局部和全身性炎症反应。

**宿主：** 是指为寄生物包括寄生虫、病毒等提供生存环境的生物。

**真菌：** 发面用的酵母、腐败产生的霉菌等微生物，我们熟悉的菇类也是真菌。

**链霉素：** 生物化学家赛尔曼·A.瓦克斯曼发现的抗生素，他因此获得1952年诺贝尔生理学或医学奖。

**DNA和RNA：** DNA带有承袭父母的遗传因子，指导RNA将氨基酸合成为蛋白质。在一些病毒中，RNA是遗传物质。

**屠呦呦：** 抗疟药青蒿素和双氢青蒿素的发现者，2015年诺贝尔生理学或医学奖得主。